AF326278

Résumé des Conférences

DE

PSYCHIATRIE MÉDICO-LÉGALE

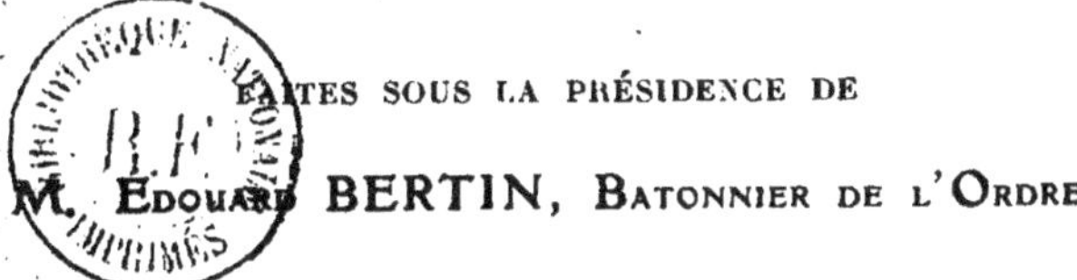

FAITES SOUS LA PRÉSIDENCE DE

M. Edouard BERTIN, Batonnier de l'Ordre

Aux Avocats stagiaires de Bordeaux

dans une des Salles du Palais de Justice

(mai-juin-juillet 1906)

PAR LE

Docteur E. RÉGIS

PROFESSEUR DE PSYCHIATRIE A LA FACULTÉ DE MÉDECINE

BORDEAUX

IMPRIMERIE G. GOUNOUILHOU

9-11, RUE GUIRAUDE, 9-11

1907

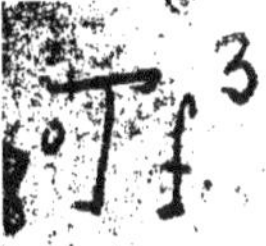

Introduction

Mon éloquent ami, M⁰ Édouard Bertin, m'a fait le grand honneur, durant son bâtonnat, de me demander quelques conférences sur la médecine légale des aliénés, à l'usage plus spécial des avocats du stage.

Ces conférences, faites de mai à juillet 1906, au Palais de Justice de Bordeaux, sous la présidence assidue de M⁰ Bertin, ont réuni un auditoire d'élite de magistrats et d'avocats, qui les a accueillies avec la plus grande bienveillance.

Après m'avoir comblé des meilleures marques de sa sympathie, le Conseil de l'Ordre des Avocats a tenu encore à faire imprimer le résumé sommaire de ces causeries, rédigé avec une exactitude et un talent remarquables, sur leurs notes personnelles, par deux jeunes maîtres du Barreau bordelais : M⁰ François Astre, ancien secrétaire de la Conférence du stage, et M⁰ de Raquine, secrétaire annuel.

Cette publication, dans de telles conditions, est, pour employer le mot de M⁰ Bertin, un véritable événement, qui passe bien au-dessus de l'œuvre elle-même et de la modeste personnalité de l'auteur.

Elle marque, en effet, mieux que tout, la tendance de plus en plus grande, de la part des magistrats et des avocats, instruits par une expérience quotidienne, à s'initier de façon pratique à la médecine légale des aliénés.

★

Si mes conférences, à défaut d'autre mérite, ont pu servir à affirmer cette tendance, je m'en estime très heureux, et c'est avec joie que je saisis cette occasion de témoigner ici tout mon attachement aux magistrats et aux avocats de Bordeaux, avec lesquels j'ai l'honneur de collaborer depuis plus de vingt ans dans une entente parfaite, en vue de la justice et de la vérité.

E. RÉGIS.

RÉSUMÉ DES CONFÉRENCES

DE

Psychiatrie Médico-Légale

Le 29 mai 1906, devant un nombreux auditoire composé d'avocats stagiaires et en même temps d'avocats inscrits au tableau et de quelques magistrats, auxquels avaient bien voulu se joindre plusieurs membres du corps médical, M. le Professeur Régis commença ses conférences de « psychiatrie médico-légale ».

Dans un court préambule, le conférencier insiste sur la nécessité pour les légistes, d'étudier la psychiatrie médico-légale. Voilà longtemps déjà que cette nécessité a été mise en évidence. « Il y a des médecins aliénistes, disait l'éminent avocat bordelais Me Henri Brochon, en 1858, il n'y a malheureusement pas encore de jurisconsultes aliénistes. »

M. le Professeur Régis expose ensuite son programme. Il comprendra, divisées en dix conférences, deux parties distinctes : 1° *Les éléments fondamentaux de la psychiatrie;* 2° *Ses principales applications légales.*

PREMIÈRE CONFÉRENCE],

Principaux symptômes des psychoses.

Abordant la première partie de son programme, M. Régis précise et définit d'abord les termes habituellement employés en psychiatrie. Puis, ayant divisé les états morbides de l'esprit en deux classes : les *psychopathies-maladies* et les *psychopathies-infirmités*, il étudie avec quelques détails les principaux symptômes des psychopathies-maladies, c'est-à-dire des psychoses ou folies.

Parmi ces symptômes, il faut citer en premier lieu « *l'idée délirante* » ou « *délire* », sous ses diverses modalités : (délire vaniteux ; idées délirantes d'humilité, de désespoir et d'auto-accusation ; délire hypocondriaque ; délire de persécution et de jalousie ; délire mystique et délire érotique). — Vient ensuite « *l'hallucination* », cette « perception sans objet », dont il existe, sous sa forme sensorielle, autant de types qu'il existe de sens. « *Auditive* », elle sera la perception de sons fictifs (« *voix* ») et aura, au point de vue médico-légal, une gravité particulière, car, souvent, la voix commande à l'aliéné un acte précis : le meurtre, le vol, et l'halluciné obéit. L'hallucination « *visuelle* », perception d'images irréelles, le plus souvent désagréables, voire terrifiantes, est plus spéciale aux folies toxiques (alcoolisme). Les hallucinations de l'*odorat* et celles du *goût* sont, les unes et les autres, beaucoup plus rares, plus rares même que celles du *toucher*, actif ou passif. A côté, il convient de citer l'hallucination « *cénesthésique* », affectant la sensibilité des organes internes, et l'hallucination *psychomotrice* ou *verbale*.

Après l'hallucination, le conférencier définit tour à tour : « *l'illusion* », « perception erronée d'un objet existant » ; « *l'obsession* », et enfin « *l'impulsion* », cette « tendance au retour vers le réflexe originel », qui peut être purement « *motrice* », c'est-à-dire immédiatement provocatrice de l'acte, « *psycho-motrice* » ou à réflexe retardé, ou encore simplement « *psychique* », c'est-à-dire se caractérisant par un état de conflit anxieux entre la tendance et la résistance à l'accomplissement d'un acte.

DEUXIÈME CONFÉRENCE

Principaux stigmates des infirmités psychiques.

M. le Docteur Régis, après ce rapide tableau des symptômes des psychoses, entame l'étude des « *stigmates* » des infirmités psychiques, en distinguant les infirmités constitutionnelles, ou « *dégénérescences* », et les infirmités acquises, ou « *déchéances* ».

Les « *dégénérescences* » se révèlent d'abord par des « *stigmates corporels* », anomalies de développement dont les plus importantes affectent le crâne, les oreilles, les dents, la voûte palatine et les organes génitaux.

Il faut n'attacher d'importance réelle qu'à un « *bloc de stigmates physiques* », en notant, d'ailleurs, qu'ils sont toujours moins significatifs que les « *stigmates psychiques* » de dégénérescence. Le défaut d'équilibre, l'instabilité, l'impulsivité, l'inaffectivité, l'insociabilité, voilà les véritables stigmates, qui, eux-mêmes, ne sont vraiment impressionnants que par leur coexistence simultanée.

« *Le « dégénéré » est un pauvre né pauvre; le « déchu » est un riche devenu pauvre.* » Les stigmates de déchéance sont : l'affaiblissement physique et l'affaiblissement mental, dont « *l'amnésie progressive* » sera la principale manifestation.

TROISIÈME CONFÉRENCE

Nomenclature des états psycho-pathiques.

Ces notions étant définies, M. le Professeur Régis, avant d'aborder les « *applications pratiques de la médecine légale au droit et à la procédure pénale* », indique quelles sont les principales formes des maladies mentales, déjà divisées par lui en « *psychoses* » et en « *infirmités* ».

Les « *psychoses* » sont ou « *généralisées* », et il faut comprendre dans cette classe les *manies*, les *mélancolies*, la *manie-mélancolie* ou folie à double forme, et la *confusion mentale*; ou bien « *essentielles* », dont le type est la folie dite « *psychose systématisée progressive* ».

D'autre part, les « *infirmités psychiques* » soit d'*évolution*, soit d'*involution*, présentent de nombreux degrés.

Les « *dégénérés* » sont dits « *supérieurs* », « *moyens* » ou « *inférieurs* », ces derniers représentant l'imbécillité complète et l'idiotie.

De même, les sujets atteints de « *déchéance* », les « *déments* », sont plus ou moins atteints, et leur infirmité peut affecter plusieurs formes et plusieurs degrés.

M. le Professeur Régis signale ensuite les psychoses symptomatiques, constituées par l'association d'un des états psychopathiques primitifs qui viennent d'être étudiés, avec certaines intoxications, infections ou maladies du système nerveux. Dans ce groupe doivent être rangées les psychoses alcooliques, les psychoses génitales, la paralysie générale progressive, les psychoses épileptique et hystérique, etc., etc.

QUATRIÈME CONFÉRENCE

Responsabilité pénale des aliénés. Irresponsabilité absolue. Responsabilité atténuée.

Les éléments fondamentaux de la psychiatrie étant connus, M. le Professeur Régis aborde ses applications médico-légales et commence par l'étude de la responsabilité [1] des aliénés, en prenant pour texte l'art. 64 du Code pénal. Il indique que le mot « démence » a, dans ce texte, la signification générale d'aliénation mentale et non point le sens plus restreint que paraît lui avoir donné le Code civil. Cette démence doit avoir existé, d'après la loi pénale, au *moment de l'action*. Le magistrat et l'avocat auront donc à rechercher si l'expert a reconstitué l'état de l'accusé au moment de son acte.

Aussi bien n'existe-t-il qu'un seul critérium de l'irresponsabilité : « l'aliénation mentale au moment de l'action ». On doit rejeter, en effet, la théorie dite de la « *responsabilité partielle* », qui admet en quelque sorte deux parts chez un aliéné : la part afférente à la sphère de son délire, pour laquelle il est irresponsable, et la part étrangère à son délire, pour laquelle il est responsable. Cette division purement théorique de l'être malade en deux fragments ne répond en rien à la réalité, et un délire, si limité soit-il, peut retentir sur les actes qui lui sont en apparence le plus étrangers.

Mais l'expert ayant reconnu chez le délinquant l'existence d'une affection mentale, quelle sera sa conclusion?

M. le Docteur Régis pense qu'elle ne doit pas être nécessairement la constatation d'une « *irresponsabilité absolue* »; il estime qu'il n'y a pas que des responsables et, sans intermédiaires, des irresponsables; qu'il existe, au contraire, une « *zone intermédiaire* » où évoluent d'infinis degrés d'irresponsabilité. L'expert pourra les préciser suffisamment en proposant une atténuation *légère, assez large* ou *très large*, de la responsabilité.

M. le Docteur Régis se déclare ainsi partisan de la théorie de la « *responsabilité atténuée* » qui n'a été repoussée par certains auteurs qu'au prix de confusions entre cette théorie et celle, cependant différente, de la « *responsabilité partielle* », déjà définie.

Il existe des « *situations mixtes* », et l'on ne peut reprocher

---

(1) Le professeur G. Ballet a récemment proposé de supprimer, dans les expertises médico-légales, le terme « responsabilité », en raison des significations psychologiques qu'il comporte.

aux experts le vice d'une législation qui, ne les ayant pas prévues, n'a point créé pour elles ces solutions mixtes, ces « asiles-prisons » dont l'institution s'impose de plus en plus. Il est, en effet, inadmissible de faire correspondre à l'atténuation de responsabilité simplement une atténuation de la peine. Cette pratique, qui tend à se généraliser, est doublement fâcheuse; car si, d'une part, elle frappe des individus qu'il serait préférable de soigner, d'autre part, elle protège insuffisamment la société, en lui rendant, à bref délai, des individus qui restent plus ou moins dangereux.

CINQUIÈME CONFÉRENCE

Crimes et délits chez les aliénés. L'homicide.

Toute cette partie générale étant épuisée, M. le Professeur Régis aborde l'étude des crimes et délits chez les aliénés. Sa méthode, inspirée par des considérations pratiques, sera l'inverse de celle qui présiderait à un enseignement médical. Au lieu de passer successivement en revue les principaux états psychopathiques, en indiquant à propos de chacun d'eux les délits et les crimes auxquels ils peuvent donner lieu, il examinera, au contraire, les principaux crimes et délits des aliénés, en spécifiant les caractères particuliers qu'ils affectent suivant l'état morbide dont ils relèvent.

Ce sera se placer ainsi dans les conditions mêmes de la clinique judiciaire, où l'on doit remonter d'une infraction légale à l'auteur et à son état mental.

Le premier des crimes à envisager est l'homicide.

L'HOMICIDE, chez les aliénés, se rattache généralement à un *délire*, à une *hallucination*, à une *impulsion*. Parmi les *délires*, le « *délire de persécution* » est la cause la plus fréquente de l'homicide. Le persécuté est d'ailleurs, en tuant, « logique avec son délire ». Souvent aussi, c'est sous l'influence d'une hallucination auditive qu'il accomplit son meurtre. Dans le « délire mélancolique », l'homicide, à l'encontre du suicide, est rare, à moins qu'il ne s'agisse d'un de ces homicides appelés *suicide indirect*, ou de ces *homicides familiaux*, dans lesquels un individu frappe des membres de sa famille non par haine ou par vengeance, mais, au contraire, dans un désir morbide de leur épargner ainsi la misère, l'infortune ou la honte. Le « *délire alcoolique* », s'accompagnant ou non d'hallucinations terrifiantes, entraîne fréquemment le meurtre, mais il est bon de noter ici qu'un alcoolique s'accuse souvent d'un crime qu'il n'a point commis, ayant puisé dans un rêve hallucinatoire la conviction que c'est bien lui le coupable. C'est ce que l'on appelle le « *délire d'auto-dénonciation* ».

Les « *épileptiques* » commettent fréquemment des homicides soit au sortir de l'accès convulsif, en pleine inconscience, soit dans un état « *d'épilepsie larvée* », où « *l'équivalent épilepti-que* » sera représenté par un *vertige* ou une *impulsion*. C'est ici qu'il importe d'attacher une importance particulière à « *l'am-nésie* » qui, chez les épileptiques, est extrêmement fréquente, sous sa forme « *immédiate* » ou sous sa forme « *retardée* ».

Notons, d'ailleurs, que l'épileptique qui agit en dehors d'un accès comitial ne sera pas nécessairement un irresponsable absolu; sa responsabilité pourra varier à l'infini.

Les « *dégénérés* » sont souvent homicides, soit que, « *dégé-nérés simples* », ils cèdent à une « *obsession impulsive* », soit que, « *dégénérés délirants* » (*raisonnants ou persécuteurs, per-sécutés, inventeurs, processifs, dépossédés, érotiques, mystiques*), ils aient une propension particulièrement dangereuse au meur-tre. C'est dans cette classe de dégénérés délirants qu'il faut placer les « *régicides* » et « *magnicides* ».

L'« *hystérique* » a une façon particulière de commettre ses crimes; le plus souvent en dehors de tout accès délirant, il exécute *des crimes passionnels* pour lesquels ses armes de prédilection sont le *vitriol* et le *revolver*. L'hystérique, sur-tout femme, accomplit aussi des *crimes d'intérêt*, et, d'ordi-naire alors, par le *poison*.

Le « *paralytique général* » tue et frappe rarement.

La « *folie puerpérale* », enfin, est particulièrement intéres-sante au point de vue de l'*infanticide*. Essentiellement transi-toire, elle rend difficile la tâche de l'expert qui doit reconstituer, après coup, l'état mental de l'accusée au moment de son acte. Le délire puerpéral se reconnaît, pourtant, à certains indices : il est le plus souvent « *amnésique* » ou « *dysmnésique* ».

SIXIÈME CONFÉRENCE

Le vol.

Le vol, au premier abord, ne paraît pas être le fait d'aliénés; il est cependant souvent le résultat d'une « *impulsion* », et on le trouvera, par suite, plus spécialement dans les états psychopathiques qui s'accompagnent d'impulsion. C'est ainsi que la « *paralysie générale avec démence* » est, très souvent, la cause déterminante de vols, principalement de vols à l'étalage, commis dans des conditions enfantines, sans précaution et sans habileté. Il importe, en présence de pareils faits, d'étudier concurremment l'acte et l'agent : l'acte présentera les caractères que nous venons de spécifier; l'agent sera ordinairement un individu âgé de trente à cinquante ans, un homme de préférence, le plus souvent honnête jusque-là, *indifférent* et *dysmnésique*; on reconnaîtra chez lui la « *paralysie générale* » précisément à cette altération de la mémoire, à un certain embarras de la parole, au tremblement de la langue, des lèvres et des doigts manifesté par l'irrégularité de l'écriture.

Chez les dégénérés, on rencontre aussi le vol par « *impulsion* », mais par impulsion *consciente* et *mnésique* qui, chez les dégénérés supérieurs, affectera simplement la forme de l'*obsession impulsive*. La responsabilité variera suivant les cas et le degré de la dégénérescence.

C'est « l'*hystérique* » qui commet le plus souvent le délit de vol à l'étalage et dans des conditions qui, *a priori*, exclueraient toute hypothèse d'aliénation mentale.

L'hystérique, en effet, prémédite, prend ses précautions et met souvent une grande habileté à dérober des objets qui ont de la valeur, à les dissimuler après les avoir pris, utilisant d'ailleurs, en fait, les produits de ses larcins.

Il en résulte des difficultés pour l'expert, qui devra rechercher si le sujet a eu des crises d'hystérie, des crises nerveuses, et se préoccuper de savoir, au cas le plus fréquent où il s'agit d'une femme, si elle ne traverse point une des phases de sa vie sexuelle: *puberté, menstruation, grossesse, lactation, ménopause.*

SEPTIÈME CONFÉRENCE

Délits et crimes sexuels.

Les délits et crimes sexuels sont très souvent d'origine pathologique.

Il en est déjà ainsi en ce qui concerne *l'attentat à la pudeur* et le *viol*. Accomplis dans des états psychopathiques aigus (alcoolisme aigu, manie aiguë, impulsion épileptique post-convulsive), ils entraînent l'irresponsabilité complète. Dans les états psychopathiques chroniques, ils comportent une responsabilité variable: nulle dans l'imbécillité, la démence sénile, la démence paralytique; plus ou moins atténuée dans l'alcoolisme chronique, la débilité mentale simple, l'artério-sclérose cérébrale présénile, etc. Ces actes sont fréquemment le fait d'individus affaiblis mentalement. Il convient donc de réclamer, en principe, l'examen des vieillards qui en sont inculpés.

L'*exhibitionnisme* morbide appartient à des sujets soit inconscients, partant irresponsables (épileptiques en accès, imbéciles, paralytiques généraux), soit conscients et dont le degré de responsabilité doit être, par suite, recherché dans chaque cas (alcooliques chroniques, dégénérés, obsédés, impulsifs). C'est chez ces malades, particulièrement chez les obsédés et les impulsifs, qu'on voit l'exhibitionnisme se produire aux mêmes heures et au même lieu, en dehors de tout désir lubrique, les organes génitaux étant à l'état de flaccidité, sous l'influence de mobiles parfois curieux. Tantôt c'est le désir d'éveiller chez de petites filles une sorte de curiosité malsaine. Tantôt c'est un irrésistible besoin de contraste (exhibition devant des femmes en prière ou des religieuses).

Le *fétichisme* consiste à n'éprouver de volupté sexuelle qu'en présence d'une partie du corps ou d'une partie des vêtements de la femme. Le fétichisme peut même porter à la fois sur le corps et sur les objets, s'appliquer, par exemple, à des statues, à des portraits. Le fétichisme conduit souvent à des actes délictueux, par exemple à voler des pièces de la toilette féminine : mouchoirs, jupons, chemises, souliers, bonnets, etc.; à couper des cheveux de femme dans les foules, à presser ses organes génitaux contre leurs fesses, etc. (*voleurs sexuels, coupeurs de nattes, frotteurs*).

Le *masochisme* (Sacher Masoch) consiste à n'éprouver de jouissance que sous la domination ou les violences d'une personne de l'autre sexe. Le masochisme donne plus rarement lieu à des infractions légales. Cela peut être cependant, surtout lorsqu'il s'allie à une autre perversion, le fétichisme ou l'exhibitionnisme, par exemple, comme dans le cas de J.-J. Rousseau.

Le *sadisme* (marquis de Sade) est le contraire du masochisme. Il consiste à n'éprouver de jouissance qu'à dominer, à frapper, ensanglanter, tuer, mutiler une femme, un enfant, un inférieur ou même un animal. On peut y distinguer quatre degrés, allant du sadisme platonique, où l'individu se contente d'imaginer, lire ou dessiner des scènes sadiques, jusqu'au sadisme sanglant. Ce seront de simples piqûres ou écorchures, ou bien des blessures plus sérieuses (section des lobules de l'oreille, ablation du nez); ce sera enfin le meurtre qui, dans le dernier degré, s'accompagnera d'actes atroces : dépeçage, absorption de sang, voire de chair, éventration, étripage, vampirisme (vampire du Muy). Le sadisme peut se combiner avec les autres perversions, surtout avec le fétichisme (sadi-fétichisme).

L'*uranisme* (inversion sexuelle, homosexualité) est une perversion génitale caractérisée par une tendance généralement innée à aimer des individus de son propre sexe. Cette perversion ne doit pas être confondue avec la *pédérastie* proprement dite ou le *lesbianisme*, qu'on peut retrouver dans les maladies mentales, notamment dans la paralysie générale, l'alcoolisme, la dégénérescence, l'hystérie. L'uranisme, c'est l'amour de l'homme pour l'homme ou de la femme pour la femme, c'est-à-dire l'amour homosexuel existant au lieu et place de l'amour hétérosexuel et comportant par suite comme lui toutes les formes, depuis les plus platoniques et les plus chastes, jusqu'aux plus charnelles et aux plus grossières.

Il va sans dire que l'uranisme se lie souvent aussi à d'autres perversions (urano-sadisme, urano-masochisme, urano-féti-chisme). Beaucoup de violences de supérieurs vis-à-vis d'inférieurs, de maîtres vis-à-vis d'élèves, ne sont, même à l'insu de leur auteur, que de l'*urano-sadisme*. Quant à l'*urano-fétichisme*, il se traduit par la propension, pour certaines femmes, à aimer des femmes de teint ou d'attributs déterminés; pour certains hommes, à aimer des hommes de telle ou telle sorte, ou vêtus de façon spéciale, notamment en militaires.

Toutes ces perversions sexuelles comportent une gamme de responsabilité qui varie essentiellement d'un individu à un autre et qui peut aller de l'irresponsabilité absolue à la responsabilité complète. Ici, plus encore qu'ailleurs, il s'agit d'une question d'espèce.

HUITIÈME CONFÉRENCE

L'incendie.

Le crime *d'incendie* est fréquemment commis par des aliénés et, spécialement, par des *dégénérés du sexe masculin*, soit sous l'influence d'un *délire*, soit surtout sous l'influence d'une *impulsion irrésistible*. Dû au délire, il provient, chez les *persécutés*, de l'idée de vengeance; chez les *délirants mystiques*, de la conviction d'une mission céleste à remplir; chez les *mélancoliques*, d'une idée de suicide; chez les *alcooliques*, de délire avec hallucinations terrifiantes. Mais il est beaucoup plus fréquemment exécuté sous l'influence *d'impulsions* qui entraînent, d'après leur degré, une irresponsabilité plus ou moins complète.

Dans l'« *épilepsie* », on trouve des cas relativement nombreux d'incendie, bien que ce crime y soit moins fréquent que l'homicide. Généralement, l'incendie a lieu au sortir de l'attaque convulsive, au cas où l'agent est sujet à des accès comitiaux. On doit remarquer, d'ailleurs, que ce n'est point alors, mais surtout dans l'« *épilepsie vertigineuse* » ou l'« *épilepsie larvée* » que le crime d'incendie se produit avec le plus de fréquence.

Chez les *vieux « déments »*, l'incendie se rencontre assez souvent avec des caractères d'automatisme qui rendent ces individus particulièrement dangereux pour leur entourage et imposent une surveillance de tous les instants.

Très fréquent chez les « *dégénérés* », avec une inconscience absolue chez les « *dégénérés inférieurs* », qui agissent soit sans mobiles, soit par une sorte de *curiosité fascinatrice*, ce crime est commis aussi par les « *dégénérés moyens* » sous l'influence d'*impulsions* plus ou moins conscientes et, parfois aussi, de ce « *désir de voir le feu* » qu'on retrouve à tous les degrés de la dégénérescence, même chez les simples « *dégénérescents* »; chez ces derniers, après le conflit anxieux qui précède l'acte, se produit, lorsque tout est accompli, une détente qui peut même aller jusqu'à une sorte d'extase.

Il faut ajouter que si la *menstruation pousse les femmes au vol, c'est la* « *puberté* », très fréquemment, qui les entraîne à *l'incendie*. L'Hedwidge d'Ibsen (*Le canard sauvage*) est un personnage d'une profonde vérité pathologique. Chez les garçons, la puberté a d'ailleurs une influence analogue, quoique cependant moins intense.

Il importe, enfin, de remarquer que, contrairement à une croyance assez répandue, « *l'impulsion* » peut parfaitement coexister avec un mobile qui, ici, sera généralement la *vengeance*, mobile qui pourra s'accompagner même chez les impulsifs, d'une habileté véritable dans l'exécution et la dissimulation de l'acte.

NEUVIÈME CONFÉRENCE

Rôle de l'avocat dans la pratique médico-légale psychiatrique.

M. le Professeur Régis, après avoir ainsi examiné les différents crimes et délits auxquels s'adonnent plus spécialement les aliénés, précise le rôle de l'avocat dans la pratique médico-légale psychiatrique.

Le magistrat instructeur ayant, en l'état actuel, la mission de se prononcer sur l'opportunité d'une expertise, est tenu, évidemment, à une certaine compétence psychiatrique; il en est de même de l'avocat qui doit pouvoir, lorsqu'il échet, réclamer une expertise à l'instruction.

M. Maxwell conseille, dans ce but, la rédaction d'une sorte de petit « Code-manuel » médico-légal. En l'attendant, il est souhaitable que des cours de médecine mentale appliquée au droit soient créés dans les Ecoles pratiques de droit, dont les étudiants, plus que ceux des Facultés, ont déjà pris contact avec la pratique.

A les supposer nantis des notions indispensables, l'avocat et le magistrat devront, pour discerner dans la foule des inculpés ceux qui doivent être soumis à une expertise, se livrer à l'examen rapide et successif des *antécédents personnels et de famille* de l'accusé, puis, de son *état actuel*, enfin des *circonstances et des caractères de l'acte*.

Mais il est des cas où, en fait, peut-on dire sans exagération, l'expertise n'existe pas. Les coupables de « *flagrants délits* » n'y sont presque jamais soumis et, cependant, de toutes les infractions, ce sont celles qui ont le plus de chance de répondre à un état psychopathique. Ces coupables devraient donc faire l'objet d'un examen mental rapide, pratiqué à la Permanence, soit par un médecin de prison compétent, soit, à défaut, par le substitut délégué à l'audience du petit Parquet.

Dans les cas où l'expertise est ordonnée, une question se pose : L'avocat peut-il assister aux opérations des experts?

Au civil, c'est un droit. Au criminel, aucun texte n'institue précisément ce droit, mais il semble que la loi de 1897 sur l'Instruction ne le dénie point à l'avocat qui est admis par elle à assister, d'une façon générale, à tous les actes d'instruction. Sauf des réserves, relatives à quelques cas, cette assistance serait désirable car l'avocat, tout en acquérant ainsi une connaissance plus complète de son affaire, trouverait dans les diverses expertises qu'il verrait s'effectuer une véritable clinique, propre à lui donner les notions pratiques de psychiatrie qui lui sont nécessaires.

L'expertise ayant eu lieu, le rôle de l'avocat, tout indiqué en présence de conclusions pleinement favorables du rapport médico-légal, devient plus délicat quand les experts concluent à une simple atténuation de responsabilité. Il est préférable alors d'essayer de tirer parti du rapport, sans avoir recours à des demandes de contre-expertises, qui ne doivent être formées qu'avec circonspection.

Cette circonspection s'impose, lorsque les conclusions des experts sont défavorables; sauf en des cas exceptionnels, l'avocat agira sagement en abandonnant alors purement et simplement le terrain du trouble mental. L'avocat, d'ailleurs, n'aura pas à agir de même au cas ou le rapport conclut à la « *simulation* ». Il doit se souvenir, en effet, que la simulation totale, très rare chez un individu parfaitement sain, révèle très fréquemment un individu mentalement atteint. Hamlet est un type saisissant de « malade-simulateur ».

C'est le *rôle de l'avocat au Conseil de guerre* qu'examine ensuite M. le Professeur Régis. C'est devant cette juridiction, expose-t-il, que défilent les plus nombreux effectifs d'individus dégradés au point de vue mental. Comment, en effet, se recrutent les engagés volontaires, sinon, le plus souvent, parmi les jeunes gens dont on n'a pu rien faire de bon dans la vie civile.

Les familles pensent qu'ils s'amélioreront et les poussent ou les forcent à contracter des engagements. Or, ils sont incapables de s'adapter à la discipline militaire. Loin de les améliorer, celle-ci ne fait parfois qu'augmenter leurs troubles mentaux. Ce sont ces jeunes déséquilibrés qui, généralement, fournissent le contingent des conseils de guerre. Ces derniers les jugent avec bienveillance sans doute, mais leur jurisprudence semble réfractaire aux expertises.

Elles ne sont, en effet, ordonnées que dans des cas assez rares; encore faut-il ajouter que, désireuse avant tout de maintenir la discipline et, pour cela, de faire des exemples, la justice militaire ne tient pas suffisamment compte des conclusions des experts.

De là provient la très grande proportion d'aliénés méconnus par les conseils de guerre. Les moyens de réforme proposés seraient, tout d'abord, un *conseil de revision mental* de tout conscrit et, particulièrement, de tout engagé volontaire; ensuite, l'obligation de soumettre à un examen psychique tout prévenu de conseil de discipline ou de conseil de guerre; enfin, la création, comme dans certains pays étrangers, de médecins militaires spécialistes, auxquels seraient confiées les expertises, avec ou sans adjonction de spécialistes civils.

Mais, en l'état actuel des choses, il y a lieu, devant cette juridiction, de combattre avec énergie pour l'expertise ou la contre-expertise, seul moyen d'empêcher de malheureux malades d'être condamnés.

Il faut remarquer, d'ailleurs, qu'il est des psychoses plus spéciales aux officiers (paralysie générale) et aux soldats. Ceux-ci sont fréquemment des *dégénérés* (*sept* cas sur *dix*) et des *déments précoces*, c'est-à-dire de ces malades qui ressemblent le plus à des simulateurs. De là, difficulté plus grande de la médecine légale psychiatrique chez les militaires.

DIXIÈME CONFÉRENCE

Applications de la psychiatrie au Droit civil.

Les cas d'application de la psychiatrie sont plus fréquents encore au *civil* qu'au criminel.

La matière est plus délicate et l'agent est souvent décédé au moment où il s'agit d'apprécier la valeur mentale de son acte.

Or, c'est au civil que l'expertise mentale est le plus rare; et le magistrat, l'avocat, manquent souvent ainsi de toute base scientifique là où précisément elle leur serait le plus indispensable.

Aussi est-ce pratiquement une excellente précaution que de faire examiner l'agent douteux (donateur, testateur, etc...) au moment même de l'accomplissement de l'acte juridique; on aura ainsi un document médical qui pourra avoir en cas de conflit une importance décisive.

A un point de vue plus général, M. le Docteur Régis observe qu'il est des états psychopathiques qui se présentent avec une fréquence plus particulière en matière civile : au premier plan vient la « *démence* »; puis la « *dégénérescence* »; enfin les « *psychoses aiguës* », voire même les simples « *délires d'une maladie* » (testament fait dans le délire de la fièvre typhoïde).

La « *démence* » est ici au premier plan, et il importe de ne pas se laisser égarer par la conservation apparente et trompeuse de l'intelligence, qu'on peut observer dans cette infirmité.

Au civil, d'ailleurs, les écrits ont une importance beaucoup plus considérable qu'au criminel; il y aura lieu d'examiner les altérations qu'ils présentent au double point de vue *graphique* et *psychique*, en ne séparant jamais l'étude de l'acte de celle de son auteur.

La question de beaucoup la plus importante au civil est celle des « *intervalles lucides* ».

La loi ne les a point définis et notre législation est à cet égard beaucoup moins complète, beaucoup moins précise, beaucoup moins pénétrée d'esprit scientifique que la législation romaine ou notre droit du moyen âge. Il y a en effet à distinguer avec soin les intervalles lucides « *tout momentanés* », qu'on appelle « *moments lucides* », des « *intermittences* » ou « *intermissions* », qui constituent des « *retours durables* » à l'état normal entre deux accès de folie.

Il peut même arriver qu'au cours de l'évolution d'une « *folie circulaire à double forme* », il y ait un simple passage sans arrêt à l'état normal.

Mais, au moment du passage à l'état normal, il peut y avoir un arrêt, souvent très long. La folie à double forme est alors, non plus comme précédemment « *continue* », mais « *intermittente* ».

Parfois, la folie est affectée d'oscillations marquant de « *simples tendances vers l'état normal* », dont elle se rapproche sans y atteindre.

On appelle « *rémittences* », ces retours incomplets vers l'état normal, durant lesquels le sujet reste encore, dans une certaine mesure, un malade.

Or, malgré cette très grande complexité qui avait amené le législateur romain à distinguer, fort justement, les « *intervalla perfectissima* », durant lesquels les fonctions du curateur étaient suspendues, et les « *intervalla obscura* » et « *imperfectissima* », notre Code civil se borne à parler sans précision des « intervalles lucides ». De là des confusions, des controverses et cette notion inexacte qui fait découler l'incapacité de l'interdit de la fiction juridique de l'interdiction et non pas du fait pathologique de la maladie mentale.

M. le Docteur Régis tient, cependant, à noter que la « *dé-mence* », si importante au point de vue civil, est *continue* et ne présente pas d'intervalles lucides.

M. le Docteur Régis appelle ensuite l'attention sur les troubles névropathiques, souvent consécutifs à des traumatismes, et que l'application de la loi du 9 avril 1898 a mis à l'ordre du jour. Les évaluations, en pareille matière, sont difficiles, soit qu'il s'agisse de « *l'hystérie traumatique* », soit qu'on ait affaire à la « *neurasthénie traumatique* », d'ailleurs plus grave et plus tenace que la neurasthénie ordinaire.

A côté des « *névroses traumatiques* » viennent se placer les « *psychoses traumatiques* ». Les caractères sont les mêmes que ceux des psychoses d'infection ou d'intoxication, ce qui rend leur diagnostic encore plus délicat.

Enfin, au-dessus, se trouvent les « *cérébropathies organiques* », c'est-à-dire des maladies mentales avec lésions cérébrales graves, qui se distinguent en « *cérébropathies graves d'emblée* » et « *cérébropathies graves tardives* », plus difficiles à rattacher à leur cause véritable (paralysie générale traumatique).

Dans ces états, mais surtout dans les névroses traumatiques, la difficulté se complique d'ailleurs souvent de ce qu'il intervient une « *part de simulation* » ou de grossissement, conscient ou non, provoquée par l'*obsession même du procès* (*sinistrose de Brissaud*).

Autre question délicate encore et discutée que celle de savoir si, dans des expertises de ce genre, il faudra tenir compte des *états antérieurs au traumatisme*. En tout cas, dans la mesure où la loi le permet, il faudra toujours *réserver l'avenir*, car il se *passe souvent des années entre le traumatisme et les accidents consécutifs*.

M. Régis, à l'issue de ses conférences, si pleines d'intérêt et de fruit, a l'amabilité d'adresser un remerciement gracieux à ses auditeurs.

M. le Bâtonnier Bertin le prie d'agréer l'expression de sa gratitude personnelle et de celle de ses confrères du tableau et du stage. C'est un événement qu'on n'oubliera pas, que d'avoir vu un savant faire, dans le temple du Droit, un cours de science pratique à des juristes. Ses auditeurs, reconnaissants, n'oublieront jamais, non plus, le désintéressement dévoué de l'éminent aliéniste qui, n'hésitant pas à délaisser ses nombreux travaux, leur vint prodiguer, avec tant de courtoise obligeance, les enseignements d'une science faite de clarté et pénétrée d'esprit pratique. M. le Bâtonnier tient à remercier M. le Premier Président de la Cour d'appel et M. le Président Valler, qui ont bien voulu donner à ces conférences une hospitalité bienveillante et confortable; à remercier, aussi, les hauts magistrats et les médecins qui ont honoré nos travaux de leur présence; à exprimer, enfin, sa gratitude au Conseil de l'Ordre des avocats, qui s'est associé à l'organisation de ces conférences où plus particulièrement les avocats stagiaires, ont pu acquérir des notions scientifiques qui constitueront le complément indispensable et précieux de leurs connaissances juridiques.

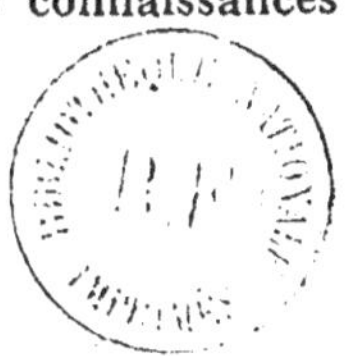

Bordeaux. — Imp. G. Gounouilhou, 9, rue Guiraude.